Libro de recetas para diabéticos

Ideas para cenas saludables y rápidas

Tabla de Contenido

INTRODUCCIÓN 6

CAPÍTULO 1.   **RECETAS PARA CENAR** 11

1. SALMÓN ASADO AL AJO 11
2. HALIBUT CON SÉSAMO Y LIMÓN 13
3. CAZUELA DE SALCHICHAS DE PAVO 15
4. ESPINACAS AL CURRY 17
5. CALABACÍN A LA HIERBA 18
6. HAMBURGUESAS DE KAMUT 20
7. HAMBURGUESAS DE GARBANZOS Y CHAMPIÑONES 22
8. HAMBURGUESAS VEGETARIANAS 24
9. FALAFEL CON SALSA TZATZIKI 26
10. BOLAS DE VERDURAS EN SALSA DE TOMATE 29
11. CHULETAS DE CERDO EMPANADAS EN FREIDORA DE AIRE . 31
12. TAQUITOS DE CERDO EN LA FREIDORA DE AIRE 33
13. ROLLOS DE HUEVO SABROSOS EN LA FREIDORA DE AIRE 35
14. ALBÓNDIGAS DE CERDO EN LA FREIDORA DE AIRE 37
15. CHULETAS DE CERDO Y BRÓCOLI EN LA FREIDORA DE AIRE 40
16. CHULETAS DE CERDO CON QUESO EN FREIDORA DE AIRE ... 42
17. NACHOS DE CHICHARRÓN 43
18. CERDO EN JERK DE JAMAICA EN LA FREIDORA DE AIRE 44
19. LOMO DE CERDO CON GLASEADO DE MOSTAZA 45
20. SCHNITZEL DE TERNERA EN LA FREIDORA DE AIRE 47
21. PASTEL DE CARNE EN LA FREIDORA DE AIRE 49
22. FILETE FRITO AL AIRE CON MANOJOS DE ESPÁRRAGOS 51
23. HAMBURGUESAS EN LA FREIDORA DE AIRE 53

24. Brochetas de Carne de Res con Vegetales en la Freidora de Aire 55
25. Empanadas Fritas al Aire 57
26. Filete de Costilla en la Freidora de Aire 59
27. Lomos de Pollo Empanados 60
28. Albóndigas de Pollo a la Parmesana 61
29. Pollo al Limón y Romero 64
30. Pollo y Brócoli en la Freidora de Aire 66
31. Caldo de Huesos 68
32. Champiñones de Tofu 69
33. Tofu de Cebolla 70
34. Ballet Rico en Espinacas 71
35. Tortilla de Huevo con Pepperoni 73
36. Gachas de Nueces 74
37. Soufflé de Perejil 75
38. Huevos y Jamón 76
39. Alitas de Pollo Picantes Keto 77
40. Atún con Corteza de Sésamo y Frijoles Verdes 79
41. Salmón y Calabacín a la Parrilla y Salsa de Mango .. 81
42. Asado de Olla a Fuego Lento con Frijoles Verdes 83
43. Pollo al Ajo 85
44. Asado de Cerdo Cubano Crujiente 86
45. Costillas a la Barbacoa Keto 88
46. Berenjenas Horneadas a la Parmesana 90
47. Gratinado de Coles de Bruselas y Hamburguesas 92
48. Pescado a la Mantequilla con Limón 94
49. Bacalao con Chile y Limón 96
50. Pasta de Ángel con Camarones al Ajo y Limón 98

CONCLUSIÓN 101

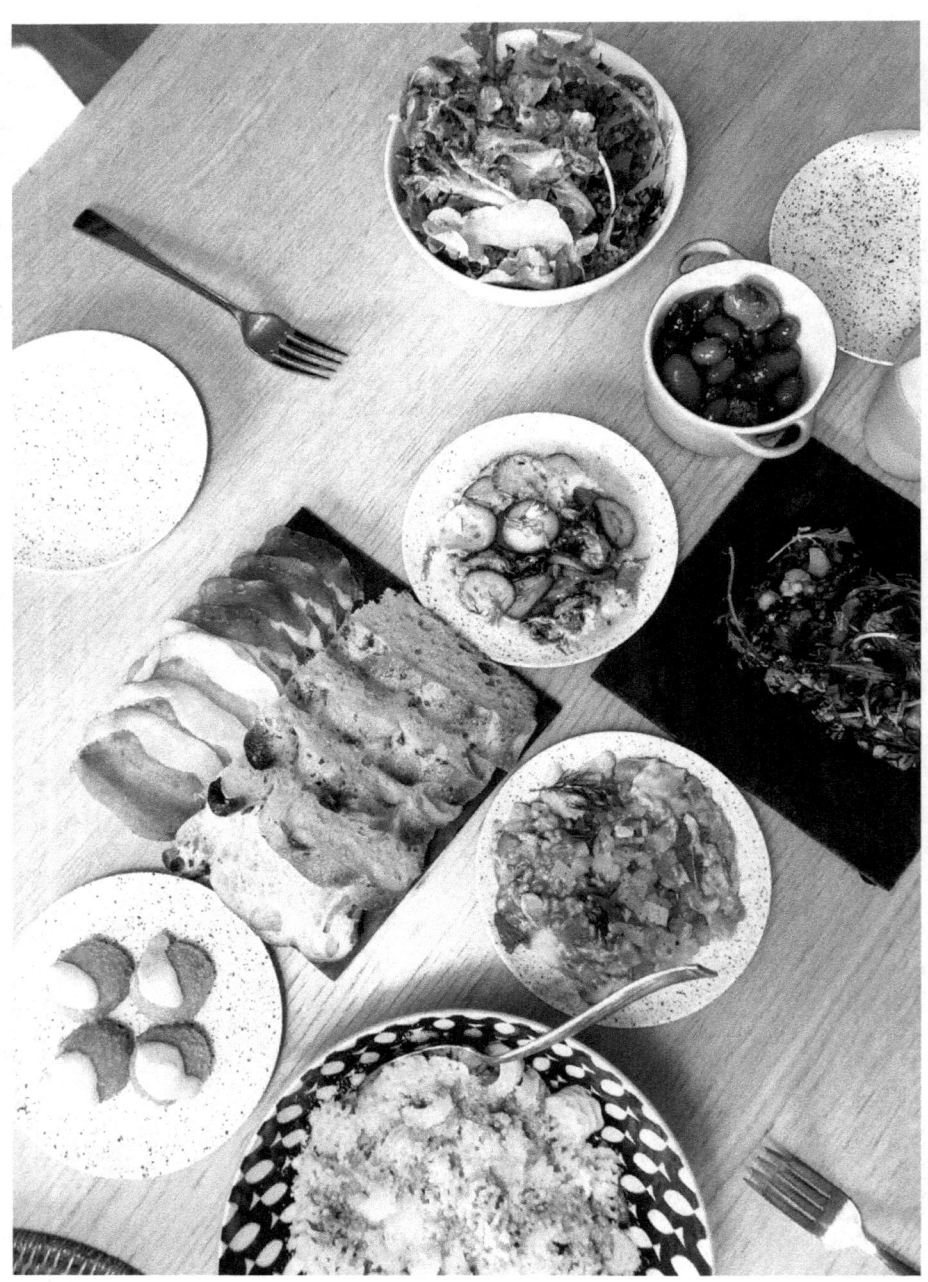

Introducción

El desarrollo de la diabetes a una edad más avanzada puede deberse a diversas causas. Una de ellas es el sobrepeso. Comer muchos alimentos azucarados y dulces no provoca la diabetes, pero sí la obesidad y otros problemas de salud.

Quienes se han enfrentado a la diabetes en su vida aprenden en primer lugar que la diabetes es de tipo 1 o de tipo 2. Es decir, insulinodependiente (IDDM) o no insulinodependiente (NIDDM). La primera enferma principalmente en la infancia o la juventud, y la segunda es más bien compañera de la edad adulta.

Esta distinción es esencial para entender qué procesos se producen en el organismo y cómo corregirlos. Recordamos que la diabetes se llama así porque el cuerpo, en algún momento, deja de absorber el azúcar: y lo deja a la deriva en el torrente sanguíneo. Esto complica el funcionamiento de los órganos internos, principalmente el tejido nervioso y el cerebro. ¿Por qué ocurre esto?

En la diabetes de tipo 1, el culpable es el páncreas. Más concretamente, la parte del mismo que se encarga de la producción de insulina. La insulina es una hormona que, en sentido figurado, lleva las moléculas de glucosa (éste es el nombre científico del azúcar cuando se absorbe del estómago al torrente sanguíneo) bajo los brazos y las "escolta" hasta las células de los tejidos. Sin insulina, la célula permanece cerrada y la glucosa no puede llegar con todas las ganas. Esto es malo tanto para la propia célula como para el organismo en su conjunto. La célula, al carecer de glucosa, pierde su principal fuente de suministro de energía. Todos los procesos en ella se congelan, y la célula se vuelve inviable. Esto se aplica a todas las células que componen nuestros músculos, huesos, vasos sanguíneos y las paredes de los órganos internos.

Por desgracia, en el caso de la diabetes, la previsión de la naturaleza se vuelve contra nosotros. El hecho es que todas las complicaciones de la diabetes se asocian precisamente a ese enfoque diferenciado. Cuando las células de los músculos y del tejido óseo cierran las puertas al azúcar, éste no tiene más remedio que buscar refugio en células más "flexibles". Y toda la explosión energética recae sobre el cerebro y el sistema nervioso. Por eso las personas con diabetes se quejan más a menudo de confusión, de dolores de origen neurológico, y de su visión disminuyendo.

Para corregir este desequilibrio, las personas con diabetes de tipo 1 se ven obligadas a tomar regularmente preparados de insulina, inyectándolos en el cuerpo casi antes de cada comida. Pero también recordamos que existe la diabetes no insulinodependiente, la llamada diabetes de tipo II. Incluso el nombre de la variedad nombrada de la enfermedad implica que la insulina no tiene nada que ver con ella. ¿Qué ocurre en el organismo en este caso?

De hecho, en las personas con diabetes de tipo 2, el páncreas produce insulina regularmente. Pero, por alguna razón, las células simplemente dejan de responder a ella. O bien no les gusta verla, o bien el olor; los científicos aún no lo han averiguado. Para nosotros, el hecho es que, por mucho que se añada insulina al cuerpo, las células no reaccionan a ella. Y entonces todo se desarrolla según el escenario que nos resulta familiar—los órganos internos gritan por la falta de energía, el cerebro bombea glucosa, la glucosa proporciona una explosión de energía, pero no donde se necesita, y más en un círculo. La principal diferencia del segundo tipo de terapia para la diabetes es que aquí se corrige el azúcar en sangre, no con insulina artificial, sino con fármacos que aumentan la resistencia celular.

Tener diabetes de tipo 2 significa que hay que controlar los alimentos que se ingieren y equilibrar la ingesta de carbohidratos y azúcares a lo largo del día.

Es imposible eliminar todo el azúcar de cualquier dieta. Muchos alimentos contienen azúcar de forma natural, como la fruta. Además, nuestro cuerpo convierte todos los carbohidratos en glucosa para obtener energía, que es una palabra elegante para referirse al azúcar en la sangre.

Lo que sí puedes hacer es vigilar la cantidad de azúcar que consumes y asegurarte de evitar los alimentos que llevan azúcar añadido. En el último capítulo, hemos hablado de las etiquetas nutricionales y de cómo entenderlas. Cuando veas el "total de carbohidratos" en una etiqueta, debes saber que este número incluye los carbohidratos complejos, el azúcar y la fibra. Controlar la ingesta de hidratos de carbono es la mejor manera de que un diabético mantenga sus niveles de glucosa dentro de los límites normales.

Como puedes ver, evitar el azúcar por completo no es posible. Según la Asociación Americana del Corazón, el consumo de azúcar debe ser del 10%, o menos, de la ingesta diaria de calorías. Para una dieta de 1.200 calorías al día, debe aspirar a consumir entre 120 y 100 gramos de azúcar o menos.

Puedes aumentar tu energía comiendo alimentos ricos en fibra, proteínas magras y grasas saludables. Además, come comidas más pequeñas a lo largo del día, lo que evitará las ganas de picar alimentos azucarados y evitará que el azúcar en sangre se dispare.

Aquí es donde empieza la diversión. Hace tiempo que se ha observado que, en el caso de la diabetes de tipo 2, el paciente puede rechazar generalmente las pastillas y las inyecciones—si puede elegir una dieta en la que la glucosa entre en el torrente sanguíneo en proporciones y dosis estrictamente dosificadas. El resto de los productos proporcionarán al organismo una existencia óptima. En la diabetes de tipo 1, se puede reducir considerablemente el número de inyecciones de insulina si se respetan los principios de una buena alimentación. Para entender cuáles son estos principios, hay que recordar lo que sabemos sobre la alimentación en general.

Capítulo 1. Recetas para Cenar

1. Salmón Asado al Ajo

Tiempo de Preparación: 8 minutos

Tiempo de Cocción: 45 minutos

Porciones: 6

Ingredientes:

- 14 dientes de ajo grandes
- ¼ de taza de aceite de oliva
- 2 cucharadas de orégano fresco
- 1 cucharadita de sal
- ¾ de cucharadita de pimienta
- 6 tazas de coles de Bruselas
- ¾ de taza de vino blanco, preferiblemente Chardonnay
- 2 libras de filete de salmón salvaje

Instrucciones:

1. Preparar el horno a 450°F.
2. Picar finamente 2 dientes de ajo y combinarlos en un tazón pequeño con aceite, 1 cucharada de orégano, ½ cucharadita de sal y ¼ de cucharadita de pimienta. Cortar el ajo restante y mezclarlo con las coles de Bruselas y 3 cucharadas del aceite

sazonado en una sartén grande para asar. Asar, revolviendo una vez, durante 15 minutos.

3. Verter el vino en la mezcla de aceite restante. Sacar del horno, revolver las verduras y situar el salmón encima. Salpicar con la mezcla de vino. Espolvorear con la 1 cucharada de orégano restante y ½ cucharadita de sal y pimienta cada una.

4. Hornear durante 10 minutos más. Servir con gajos de limón.

Nutrición:

- Calorías: 334
- Carbohidratos: 10g
- Proteína: 33g

2. Halibut con Sésamo y Limón

Tiempo de Preparación: 9 minutos

Tiempo de Cocción: 29 minutos

Porciones: 4

Ingredientes:

- 2 cucharadas de jugo de limón
- 2 cucharadas de aceite de oliva extra virgen
- 1 diente de ajo, picado
- Pimienta recién molida, al gusto
- 2 cucharadas de semillas de sésamo
- 1¼ libras de fletán o mahi-mahi, cortado en 4 porciones
- 1½-2 cucharaditas de hojas de tomillo seco
- ¼ cucharadita de sal marina gruesa, o sal kosher
- Gajos de limón

Instrucciones:

1. Precalentar el horno a 450°F. Forrar una bandeja para hornear con papel de aluminio.
2. En un recipiente de cristal poco profundo, echar el jugo de limón, el aceite, el ajo y la pimienta. Añadir el pescado y darle la vuelta para cubrirlo. Envolver y marinar durante 15 minutos.

3. Freír las semillas de sésamo en una sartén pequeña y seca a fuego medio-bajo, revolviendo constantemente, durante 3 minutos. Reservar para que se enfríen. Mezclar con el tomillo.

4. Sazonar el pescado con sal y cubrirlo uniformemente con la mezcla de semillas de sésamo, cubriendo tanto los lados como la parte superior. Pasar el pescado a la bandeja de horno preparada y asarlo hasta que esté opaco en el centro, de 10 a 14 minutos. Servir con trozos de limón.

Nutrición:

- Calorías: 225
- Grasa: 11g
- Carbohidratos: 2g

3. Cazuela de Salchichas de Pavo

Tiempo de Preparación: 12 minutos

Tiempo de Cocción: 32 minutos

Porciones: 4

Ingredientes:

- 5 oz. de salchicha de pavo para el desayuno, sin tripas
- 1 cucharadita de aceite de canola
- 1 cebolla picada
- 1 pimiento rojo picado
- 4 huevos grandes
- 4 claras de huevo grandes
- 2½ tazas de leche baja en grasa
- 1 cucharadita de mostaza seca
- ½ cucharadita de sal
- ¼ cucharadita de pimienta recién molida
- 2/3 de taza de queso cheddar bajo en grasa, dividido
- 10 rebanadas de pan blanco, sin corteza

Instrucciones:

1. Engrasar una fuente de horno de 9 por 13 pulgadas con spray de cocina.

2. Freír la salchicha en una sartén a fuego medio, desmenuzándola con un tenedor, hasta que se dore. Pasar a un tazón.

3. Cocinar el aceite, la cebolla y el pimiento en la sartén, revolviendo ocasionalmente, durante 5 minutos. Freír la salchicha durante 5 minutos más. Retirar del fuego y reservar.

4. Batir los huevos y las claras en un tazón grande hasta que se mezclen. Batir la leche, la mostaza, la sal y la pimienta. Añadir $^1/_3$ de taza de cheddar.

5. Colocar el pan en una sola capa en una fuente de horno preparada. Verter la mezcla de huevo sobre el pan y cubrir con las verduras y la salchicha reservadas. Espolvorear con la $^1/_3$ taza de cheddar restante. Sellar con papel plástico y enfriar durante al menos 5 horas o toda la noche.

6. Precalentar el horno a 350°F. Hornear la cazuela, sin tapar, hasta que esté cuajada e hinchada, de 40 a 50 minutos. Servir caliente.

Nutrición:

- Calorías: 141
- Carbohidratos: 10g
- Proteína: 10g

4. Espinacas al Curry

Tiempo de Preparación: 10 minutos

Tiempo de Cocción: 22 minutos

Porciones: 4

Ingredientes:

- ¾ de taza de pasta de cabello de ángel integral cocida
- ½ taza de espinacas tiernas
- ⅓ taza de pimiento rojo picado
- ¼ de taza de zanahoria rallada
- ¼ de taza de cilantro fresco picado
- 2 tazas de caldo de pollo bajo en sodio
- 1 cucharada de pasta de curry verde

Instrucciones:

1. Combinar la pasta, las espinacas, el pimiento, la zanahoria y el cilantro en un tazón resistente al calor.
2. Llevar el caldo de pollo a ebullición. Añadir la pasta de curry. Verter el caldo sobre la mezcla de pasta. Servir caliente.

Nutrición:

- Calorías: 273
- Fibra: 6g
- Carbohidratos: 45g

5. Calabacín a la Hierba

Tiempo de Preparación: 12 minutos

Tiempo de Cocción: 34 minutos

Porciones: 5

Ingredientes:

- 3 tazas de caldo de pollo reducido en sodio
- 1½ libras de calabacines
- 1 cucharada de estragón fresco picado
- ¾ de taza de queso Cheddar reducido en grasas rallado
- ¼ de cucharadita de sal
- ¼ de cucharadita de pimienta recién molida

Instrucciones:

1. Hervir el caldo, el calabacín y el estragón en una cacerola mediana a fuego alto. Bajar el fuego para que hierva a fuego lento y cocinar, sin tapar, durante 10 minutos. Triturar en una batidora hasta que quede suave.

2. Volver a poner la sopa en la cacerola y calentar a fuego medio-alto, revolviendo lentamente el queso hasta que se incorpore.

3. Retirar del fuego y sazonar. Servir caliente o frío.

Nutrición:

- Calorías: 110
- Fibra: 2g
- Carbohidratos: 7g

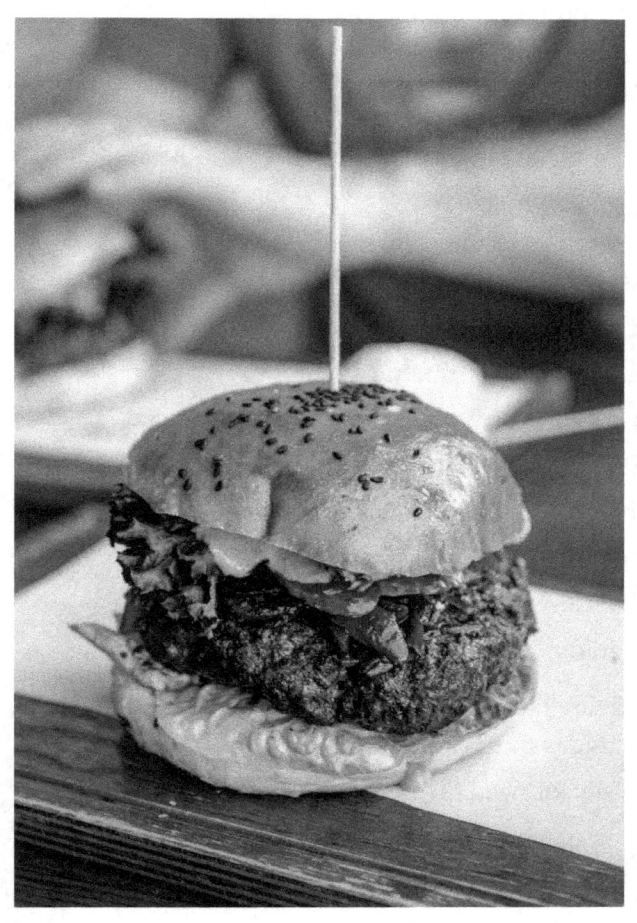

6. Hamburguesas de Kamut

Tiempo de Preparación: 20 minutos

Tiempo de Cocción: 20 minutos

Porciones: 6

Ingredientes:

- 3 tazas de cereal Kamut cocido
- 1 taza de harina de espelta
- ½ taza de leche de cáñamo sin azúcar
- 1 taza de pimientos verdes, sin semillas y picados
- 1 taza de cebollas rojas, picadas
- 1 cucharada de orégano fresco picado
- 1 cucharada de albahaca fresca picada
- 1 cucharadita de cebolla en polvo
- 1 cucharadita de sal marina
- ½ cucharadita de cayena en polvo
- 4 cucharadas de aceite de semilla de uva
- 8 tazas de col rizada fresca

Instrucciones:

1. En un tazón, añadir todos los ingredientes excepto el aceite y la col rizada y mezclar hasta que estén bien combinados. Hacer 12 hamburguesas del mismo tamaño con la mezcla. Cocinar 2 cucharadas de aceite a fuego medio-alto en una sartén y cocinar 6 hamburguesas durante 10 minutos por ambos lados. Hacer con el resto del aceite y las hamburguesas. Porcionar la col rizada y cubrir cada una con 2 hamburguesas.

2. Servir inmediatamente.

Nutrición:

- Calorías: 459
- Grasa total: 12.5g
- Proteína: 16.4g

7. Hamburguesas de Garbanzos y Champiñones

Tiempo de Preparación: 20 minutos

Tiempo de Cocción: 20 minutos

Porciones: 4

Ingredientes:

- 2 champiñones Portobello, picados en trozos
- ½ taza de pimientos verdes
- ½ taza de cebolla blanca, picada en trozos
- 2 tazas de garbanzos cocidos
- ½ taza de cilantro fresco
- 2 cucharaditas de orégano fresco picado
- 2 cucharaditas de cebolla en polvo
- ½ cucharadita de cayena en polvo
- Sal marina, según sea necesario
- ¼ de taza de harina de garbanzos
- 3 cucharadas de aceite de semilla de uva
- 6 tazas de rúcula fresca

Instrucciones:

1. Pasar todos los ingredientes a un procesador de alimentos y batir durante unos 3 segundos. Hacer 8 hamburguesas de igual tamaño con la mezcla.

2. En una sartén grande, calentar la mitad del aceite a fuego medio-alto y cocinar 4 hamburguesas durante 4 minutos por lado. Repetir la operación. Dividir la rúcula y adornar cada una de las 2 hamburguesas.

Nutrición:

- Calorías: 278
- Grasa total: 12.2g
- Proteína: 11.2g

8. Hamburguesas Vegetarianas

Tiempo de Preparación: 5 minutos

Tiempo de Cocción: 6 minutos

Porciones: 2

Ingredientes:

- ½ taza de col rizada fresca, sin las costillas duras y picada
- ½ taza de pimientos verdes, sin semillas y picados
- ½ taza de cebollas picadas
- 1 tomate ciruela, picado
- 2 cucharaditas de orégano fresco picado
- 2 cucharaditas de albahaca fresca picada
- 1 cucharadita de eneldo seco
- 1 cucharadita de cebolla en polvo
- ½ cucharadita de jengibre en polvo
- ½ cucharadita de cayena en polvo
- Sal marina, según sea necesario
- 1 taza de harina de garbanzos
- ¼-½ taza de agua de manantial
- 2 cucharadas de aceite de semilla de uva
- 3 tazas de rúcula fresca

Instrucciones:

1. Mezclar en un tazón las verduras, las hierbas, las especias y la sal. Añadir la harina y mezclar bien. Poco a poco, añadir en el agua hasta que una mezcla espesa es para medio hacer hamburguesas de tamaño deseado de la mezcla.

2. 2. Cocinar el aceite a fuego medio-alto y cocinar las hamburguesas durante unos 2-3 minutos por lado. Repartir la rúcula en los platos de servir y cubrir cada uno con 2 hamburguesas.

Nutrición:

- Calorías: 354
- Grasa total: 17.8g
- Proteína: 13g

9. Falafel con Salsa Tzatziki

Tiempo de Preparación: 20 minutos

Tiempo de Cocción: 12 minutos

Porciones: 8

Ingredientes:

Para el Falafel:

- 1 libra de garbanzos secos
- 1 cebolla pequeña
- ¼ de taza de perejil fresco picado
- 4 dientes de ajo pelados
- 1½ cucharadas de harina de garbanzos
- Sal marina, según sea necesario
- ½ cucharadita de cayena en polvo
- ½ taza de aceite de semillas de uva

Para la salsa Tzatziki:

- ½ taza de nueces de Brasil
- ½ taza de agua de manantial
- ¼ taza de pepino picado
- 1 cucharada de jugo de lima fresco
- 1 diente de ajo, picado
- 1 cucharadita de eneldo fresco
- Una pizca de sal marina
- 12 tazas de rúcula fresca

Instrucciones:

1. Para el falafel: en un procesador de alimentos, añadir todos los ingredientes y batir hasta que estén bien combinados y se forme una mezcla parecida a una harina gruesa. Pasar la mezcla de falafel a un tazón. Con un envoltorio de plástico, cubrir el tazón y refrigerar durante unas 1-2 horas. Con 2 cucharadas de la mezcla, hacer bolas.

2. Cocinar el aceite a 375°F en una sartén. Añadir los falafels en 2 tandas y cocinar durante unos 5-6 minutos o hasta que se doren por todos lados. Mientras tanto, para el tzatziki: en una batidora, añadir todos los ingredientes y batir hasta obtener una mezcla homogénea. Con una espumadera, pasar los falafels a un plato forrado con papel de cocina para escurrirlos. Repartir la rúcula y los falafels en los platos de servir de manera uniforme.

3. Servir con el tzatziki.

Nutrición:

- Calorías: 283
- Grasa total: 9.6g
- Proteína: 13.3g

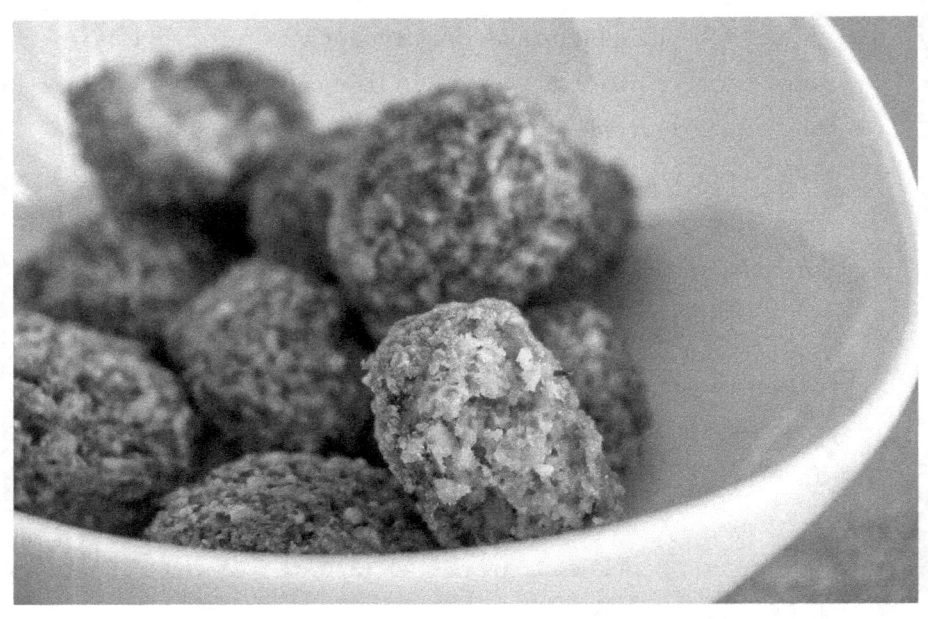

10. Bolas de Verduras en Salsa de Tomate

Tiempo de Preparación: 20 minutos

Tiempo de Cocción: 15 minutos

Porciones: 8

Ingredientes:

- 1½ tazas de garbanzos cocidos
- 2 tazas de champiñones frescos
- ½ taza de cebollas picadas
- ¼ taza de pimientos verdes, sin semillas y picados
- 2 cucharaditas de orégano
- 2 cucharaditas de albahaca fresca
- 1 cucharadita de ajedrea
- 1 cucharadita de salvia seca
- 1 cucharadita de eneldo seco
- 1 cucharada de cebolla en polvo
- ½ cucharadita de cayena en polvo
- ½ cucharadita de jengibre en polvo
- Sal marina, según sea necesario
- ½-1 taza de harina de garbanzos
- 6 tazas de salsa de tomate casera
- 2 cucharadas de aceite de semilla de uva

Instrucciones:

1. En un procesador de alimentos, añadir los garbanzos, las verduras, las hierbas y las especias y batir hasta que estén bien combinados.

2. Pasar la mezcla a un tazón grande con la harina y mezclar hasta que esté bien combinada. Hacer bolas del tamaño deseado con la mezcla.
3. Poner el aceite a fuego medio-alto y dejar que las bolas se cocinen en 2 tandas durante unos 4-5 minutos o hasta que se doren por todos los lados.
4. En una sartén grande, añadir la salsa de tomate y las bolas de verdura a fuego medio y dejar cocer durante unos 5 minutos.
5. Servir caliente.

Nutrición:

- Calorías: 159
- Grasa total: 4.8g
- Proteína: 7.2g

11. Chuletas de Cerdo Empanadas en la Freidora de Aire

Tiempo de Preparación: 10 minutos

Tiempo de Cocción: 12 minutos

Porciones: 4

Ingredientes:

- 1 taza de pan rallado integral
- ¼ cucharadita de sal
- 2-4 piezas de chuletas de cerdo (cortadas al centro y sin hueso)
- ½ cucharadita de chile en polvo
- 1 cucharada de queso parmesano
- 1½ cucharadita de pimentón
- 1 huevo batido
- ½ cucharadita de cebolla en polvo
- ½ cucharadita de ajo granulado
- Pimienta, al gusto

Instrucciones:

1. Dejar que la freidora de aire se precaliente a 400°F.
2. Frotar sal kosher en cada lado de las chuletas de cerdo, dejar reposar
3. Agregar el huevo batido en un tazón grande
4. Añadir el queso parmesano, el pan rallado, el ajo, la pimienta, el pimentón, el chile en polvo y la cebolla en polvo en un tazón y mezclar bien
5. Pasar la chuleta de cerdo por el huevo y luego por la mezcla de pan rallado
6. Ponerla en la freidora de aire y rociarla con aceite.

7. Dejar que se cocine durante 12 minutos a 400 F. Darle la vuelta a mitad de camino. Cocinar durante otros 6 minutos.
8. Servir con una guarnición de ensalada.

Nutrición:

- Calorías: 425
- Grasa: 20g
- Proteína: 31g

12. Taquitos de Cerdo en la Freidora de Aire

Tiempo de Preparación: 10 minutos

Tiempo de Cocción: 20 minutos

Porciones: 10

Ingredientes:

- 3 tazas de lomo de cerdo cocido y desmenuzado
- Spray para cocinar
- 2 y ½ tazas de mozzarella rallada sin grasa
- 10 tortillas pequeñas
- Salsa para mojar
- 1 lima, exprimida

Instrucciones:

1. Dejar que la freidora de aire se precaliente a 380°F
2. Agregar el jugo de limón a la carne de cerdo y mezclar bien
3. Con una toalla húmeda sobre la tortilla, calentarla en el microondas durante diez segundos para ablandarla
4. Añadir el relleno de carne de cerdo y el queso por encima, en una tortilla, enrollar bien la tortilla.
5. Colocar las tortillas en una bandeja de papel de aluminio engrasada
6. Rociar aceite sobre las tortillas. Cocinar de 7 a 10 minutos o hasta que las tortillas estén doradas, voltear a la mitad.
7. Servir con ensalada fresca.

Nutrición:

- Calorías: 253
- Grasa: 18g; Proteína: 20g

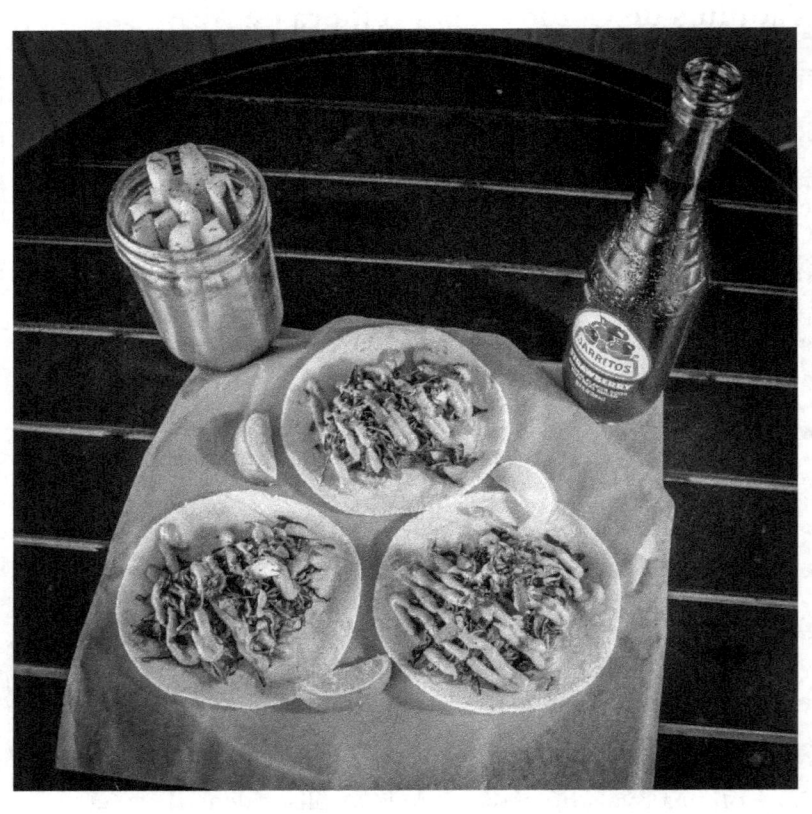

13. Rollos de Huevo Sabrosos en la Freidora de Aire

Tiempo de Preparación: 10 minutos

Tiempo de Cocción: 21 minutos

Porciones: 3

Ingredientes:

- ½ bolsa de mezcla de ensalada de col
- Media cebolla
- ½ cucharadita de sal
- ½ tazas de champiñones
- 2 tazas de carne magra de cerdo molida
- 1 tallo de apio
- Envoltorios (rollo de huevo)

Instrucciones:

1. Poner una sartén a fuego medio, añadir la cebolla y el magro de cerdo molido y cocinar durante 5-7 minutos.
2. Añadir la mezcla de la ensalada de col, la sal, los champiñones y el apio a la sartén y cocinar durante casi 5 minutos.
3. Colocar el envoltorio del rollo de huevo en posición horizontal y añadir el relleno (¹/₃ taza), enrollarlo y sellarlo con agua.
4. Rociar con aceite los rollos.
5. Poner en la freidora de aire durante 6-8 minutos a 400F, volteando una vez a la mitad.
6. Servir calientes.

Nutrición:

- Calorías: 245

- Grasa: 10g
- Proteína: 11g

14. Albóndigas de Cerdo en la Freidora de Aire

Tiempo de Preparación: 30 minutos

Tiempo de Cocción: 20 minutos

Porciones: 6

Ingredientes:

- 18 envoltorios de albóndigas
- 1 cucharadita de aceite de oliva
- 4 tazas de Bok choy picado
- 2 cucharadas de vinagre de arroz
- 1 cucharada de jengibre picado
- ¼ cucharadita de pimiento rojo triturado
- 1 cucharada de ajo picado
- ½ taza de carne magra de cerdo molida
- Spray para cocinar
- 2 cucharaditas de salsa de soja light
- ½ cucharadita de miel
- 1 cucharadita de aceite de sésamo tostado
- Cebollas finamente picadas

Instrucciones:

1. En una sartén grande, calentar el aceite de oliva, añadir el bok choy, cocinar durante 6 minutos, y añadir el ajo, el jengibre, y cocinar durante 1 minuto. Mover esta mezcla en una toalla de papel y secar el exceso de aceite
2. En un tazón, agregar la mezcla de bok choy, la pimienta roja triturada y la carne magra de cerdo molida y mezclar bien.

3. Colocar un envoltorio de albóndiga en un plato y añadir 1 cucharada de relleno en el centro del envoltorio. Con agua, sellar los bordes y ondularlos. Rociar la cesta de la freidora de aire, añadir las bolas de masa en la cesta de la freidora de aire y cocinar a 375°F durante 12 minutos o hasta que estén doradas.
4. Mientras tanto, para hacer la salsa, añadir el aceite de sésamo, el vinagre de arroz, las cebolletas, la salsa de soja y la miel en un tazón y mezclar. Servir las albóndigas con la salsa.

Nutrición:

- Calorías: 140
- Grasa 5g
- Proteína: 12g

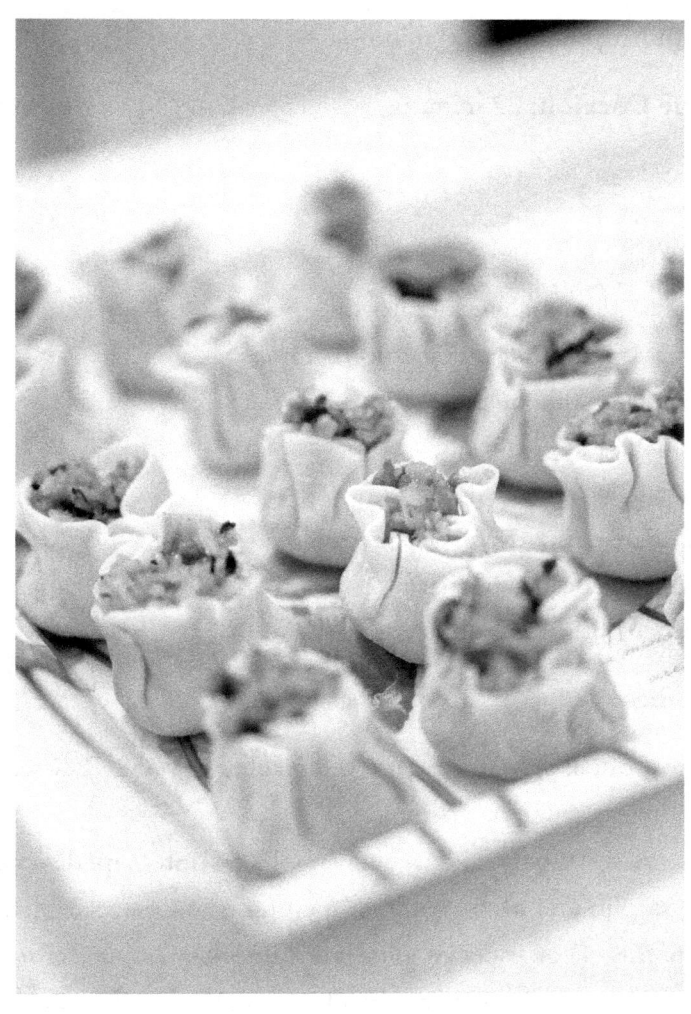

15. Chuletas de Cerdo y Brócoli en la Freidora de Aire

Tiempo de Preparación: 20 minutos

Tiempo de Cocción: 22 minutos

Porciones: 2

Ingredientes:

- 2 tazas de ramilletes de brócoli
- 2 trozos de chuleta de cerdo con hueso
- ½ cucharadita de pimentón
- 2 cucharadas de aceite de aguacate
- ½ cucharadita de ajo en polvo
- ½ cucharadita de cebolla en polvo
- 2 dientes de ajo machacados
- 1 cucharadita de sal, dividida

Instrucciones:

1. Dejar que la freidora de aire se precaliente a 350°F. Rociar la cesta con aceite de cocina.
2. Añadir 1 cucharada de aceite, cebolla en polvo, media cucharadita de sal, ajo en polvo y pimentón en un tazón mezclar bien, frotar esta mezcla de especias a los lados de la chuleta de cerdo
3. Añadir las chuletas de cerdo a la cesta de la freidora de aire y dejar que se cocinen durante 5 minutos
4. Mientras tanto, añadir 1 cucharadita de aceite, el ajo, media cucharadita de sal y el brócoli en un tazón y cubrirlo bien
5. Dar la vuelta a la chuleta de cerdo y añadir el brócoli, dejar que se cocine durante 5 minutos más.
6. Sacar de la freidora de aire y servir.

Nutrición:

- Calorías: 483
- Grasa: 20g
- Proteína 23g

16. Chuletas de Cerdo con Queso en la Freidora de Aire

Tiempo de Preparación: 5 minutos

Tiempo de Cocción: 8 minutos

Porciones: 2

Ingredientes:

- 4 chuletas de cerdo magras
- ½ cucharadita de sal
- ½ cucharadita de ajo en polvo
- 4 cucharadas de queso rallado
- Cilantro picado

Instrucciones:

1. Dejar que la freidora de aire se precaliente a 350°F.
2. Con el ajo, el cilantro y la sal, frotar las chuletas de cerdo. Poner en la freidora de aire. Dejar que se cocinen durante 4 minutos. Darles la vuelta y cocinar durante 2 minutos más.
3. Añadir el queso por encima de ellas y cocinar durante otros 2 minutos o hasta que el queso se derrita.
4. Servir con ensalada verde.

Nutrición:

- Calorías: 467
- Proteína: 61g
- Grasa: 22g

17. Nachos de Chicharrón

Tiempo de Preparación: 6 minutos

Tiempo de Cocción: 5 minutos

Porciones: 2

Ingredientes:

- 2 cucharadas de chicharrón
- ¼ de taza de pollo cocido desmenuzado
- ½ taza de queso Monterey jack rallado
- ¼ de taza de jalapeños encurtidos en rodajas
- ¼ de taza de guacamole
- ¼ de taza de crema agria entera

Instrucciones:

1. Poner los chicharrones en un molde redondo de 6" para hornear. Rellenar con el pollo a la parrilla y el queso Monterrey jack. Colocar el molde en la cesta con la freidora de aire.
2. Ajustar la temperatura a 370°F y programar el temporizador para 5 minutos o hasta que el queso se haya derretido.
3. Comer de inmediato con jalapeños, guacamole y crema agria.

Nutrición:

- Calorías 295
- Proteína: 30.1g
- Grasa: 27.5g

18. Cerdo en Jerk de Jamaica en la Freidora de Aire

Tiempo de Preparación: 10 minutos

Tiempo de Cocción: 20 minutos

Porciones: 4

Ingredientes:

- Carne de cerdo, cortada en trozos de 3 pulgadas
- ¼ de taza de pasta de jerk

Instrucciones:

1. Frotar la pasta de jerk por todos los trozos de cerdo.
2. Dejar marinar durante 4 horas, como mínimo, en la nevera o durante más tiempo.
3. Dejar que la freidora de aire se precaliente a 390°F. Rociar con aceite de oliva
4. Antes de ponerla en la freidora de aire, dejar reposar la carne durante 20 minutos a temperatura ambiente.
5. Cocinar durante 20 minutos a 390°F en la freidora de aire, dar la vuelta a mitad de camino.
6. Sacar de la freidora de aire y dejar reposar diez minutos antes de cortar.
7. Servir con microverduras.

Nutrición:

- Calorías: 234
- Proteína: 31g
- Grasa: 9g

19. Lomo de Cerdo con Glaseado de Mostaza

Tiempo de Preparación: 10 minutos

Tiempo de Cocción: 18 minutos

Porciones: 4

Ingredientes:

- ¼ de taza de mostaza amarilla
- 1 lomo de cerdo
- ¼ de cucharadita de sal
- 3 cucharadas de miel:
- ⅛ cucharadita de pimienta negra recién molida
- 1 cucharada de ajo picado
- 1 cucharadita de romero seco
- 1 cucharadita de condimento italiano

Instrucciones:

1. Con un cuchillo, cortar la parte superior del lomo de cerdo. Añadir el ajo (picado) a los cortes. Luego espolvorear con sal kosher y pimienta.
2. En un tazón, agregar la miel, la mostaza, el romero y la mezcla de condimentos italianos hasta que se combinen. Frotar esta mezcla de mostaza por todo el cerdo.
3. Dejar marinar en la nevera durante al menos 2 horas.
4. Poner el lomo de cerdo en la cesta de la freidora de aire. Cocinar durante 18-20 minutos a 400°F. Con un termómetro de lectura instantánea, la temperatura interna del cerdo debe ser de 145°F
5. Sacar de la freidora de aire y servir con una guarnición de ensalada.

Nutrición:

- Calorías: 390
- Proteína: 59g
- Grasa: 11g

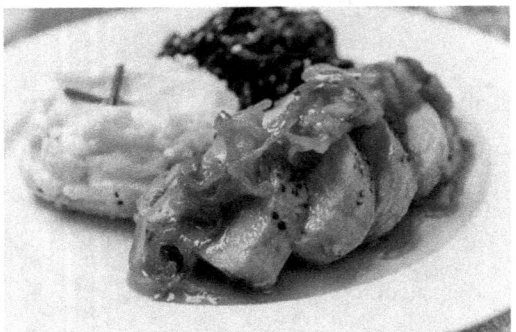

20. Schnitzel de Ternera en la Freidora de Aire

Tiempo de Preparación: 10 minutos

Tiempo de Cocción: 15 minutos

Porciones: 1

Ingredientes:

- 1 schnitzel de carne magra
- 2 cucharadas de aceite de oliva
- ¼ de taza de pan rallado
- 1 huevo
- 1 limón, para servir

Instrucciones:

1. Dejar que la freidora de aire se caliente a 180°C.
2. En un tazón grande, añadir el pan rallado y el aceite, mezclar bien hasta que se forme una mezcla desmenuzable
3. Pasar el filete de ternera por el huevo batido y rebozarlo en la mezcla de pan rallado.
4. Colocar la carne empanada en la freidora de aire y cocinar a 180°C durante 15 minutos o más hasta que esté completamente cocida.
5. Sacar de la freidora y servir con la guarnición de ensalada verde y limón.

Nutrición:

- Calorías: 340
- Proteínas: 20g
- Grasa: 10g

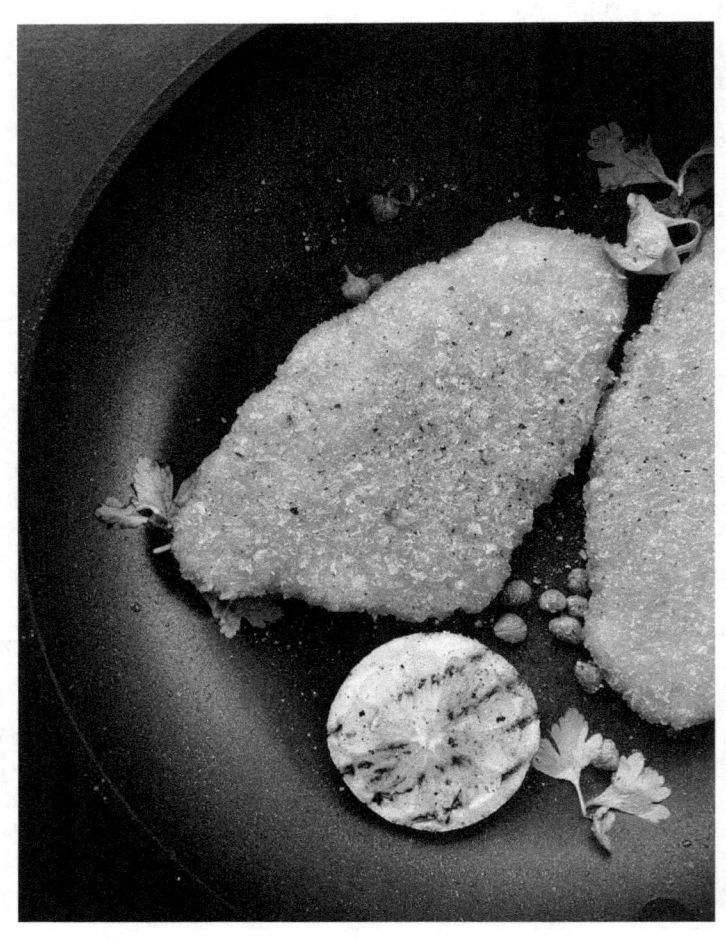

21. Pastel de Carne en la Freidora de Aire

Tiempo de Preparación: 10 minutos

Tiempo de Cocción: 40 minutos

Porciones: 8

Ingredientes:

- 4 tazas de carne magra molida
- 1 taza de pan rallado (suave y fresco)
- ½ taza de champiñones picados
- Dientes de ajo picados
- ½ taza de zanahorias ralladas
- ¼ de taza de caldo de carne
- ½ taza de cebollas picadas
- 2 huevos batidos
- 3 cucharadas de kétchup
- 1 cucharada de salsa Worcestershire
- 1 cucharada de mostaza de Dijon

Para el Glaseado:

- - ¼ de taza de miel
- - ½ taza de kétchup
- - 2 cucharaditas de mostaza de Dijon

Instrucciones:

1. En un tazón grande, añadir el caldo de carne y el pan rallado, revolver bien. Y apartar en un procesador de alimentos, añadir el ajo, las cebollas, los champiñones y las zanahorias, y batir a velocidad alta hasta que estén finamente picados

2. En un tazón aparte, añadir el pan rallado remojado, la mostaza de Dijon, la salsa Worcestershire, los huevos, la carne picada magra, el kétchup y la sal. Con las manos, combinar bien y darle forma de pan.
3. Dejar que la freidora de aire se precaliente a 390°F.
4. Poner el Pastel de Carne en la Freidora de Aire y dejar que se cocine durante 45 minutos.
5. Mientras tanto, añadir la mostaza de Dijon, el kétchup y el azúcar moreno en un tazón y mezclar. Rociar esta mezcla sobre el Pastel de Carne cuando queden 5 minutos.
6. Dejar reposar el Pastel de Carne durante diez minutos antes de servirlo.

Nutrición:

- Calorías: 330
- Proteínas: 19g
- Grasa 9.9g

22. Filete Frito al Aire con Manojos de Espárragos

Tiempo de Preparación: 20 minutos

Tiempo de Cocción: 31 minutos

Porciones: 2

Ingredientes:

- Aceite de oliva en spray
- 2 lb. de bistec de falda, cortado en 6 trozos
- Sal Kosher y pimienta negra
- 2 dientes de ajo picado
- 4 tazas de espárragos
- ½ taza de salsa tamari
- 3 pimientos, cortados en rodajas finas
- ⅓ taza de caldo de carne
- 1 cucharada de mantequilla sin sal
- ¼ de taza de vinagre balsámico

Instrucciones:

1. Espolvorear sal y pimienta sobre el filete y frotar.
2. En una bolsa Ziploc, añadir el ajo y la salsa Tamari, luego añadir el filete, mezclar bien y cerrar la bolsa.
3. Dejar marinar de 1 hora a toda la noche.
4. Igualmente, colocar los pimientos y los espárragos en el centro del filete.
5. Enrollar el filete alrededor de las verduras y asegurar bien con palillos.
6. Precalentar la freidora de aire. Rociar el filete con aceite de oliva en spray. Y colocar los filetes en la freidora de aire.

7. Cocinar durante 15 minutos a 400°F o más hasta que los filetes estén cocidos
8. Sacar el filete de la freidora de aire y dejarlo reposar durante 5 minutos
9. Sacar los paquetes de filetes y dejarlos reposar 5 minutos antes de servirlos/cortarlos.
10. Mientras tanto, añadir la mantequilla, el vinagre balsámico y el caldo a fuego medio. Mezclar bien y reducir a la mitad. Añadir sal y pimienta al gusto. Verter sobre los filetes justo antes de servir.

Nutrición:

- Calorías: 471
- Proteínas: 29g
- Grasa: 15g

23. Hamburguesas en la Freidora de Aire

Tiempo de Preparación: 5 minutos

Tiempo de Cocción: 16 minutos

Porciones: 4

Ingredientes:

- 4 bollos
- 4 tazas de carne picada magra de ternera
- Sal al gusto
- 4 rebanadas de cualquier queso
- Pimienta negra, al gusto

Instrucciones:

1. Dejar que la freidora de aire se precaliente a 350°F.
2. En un tazón, agregar la carne molida magra, la pimienta y la sal. Mezclar bien y formar hamburguesas.
3. Ponerlas en la freidora de aire en una sola capa, cocinar durante 6 minutos, darles la vuelta a mitad de camino. 1 minuto antes de sacar las hamburguesas, añadir el queso por encima.
4. Cuando el queso esté derretido, sacar de la freidora de aire.
5. Añadir kétchup, cualquier aderezo a los bollos, añadir tomate y lechuga, y las hamburguesas.
6. Servir caliente.

Nutrición:

- Calorías: 520
- Proteína: 31g
- Grasa: 34g

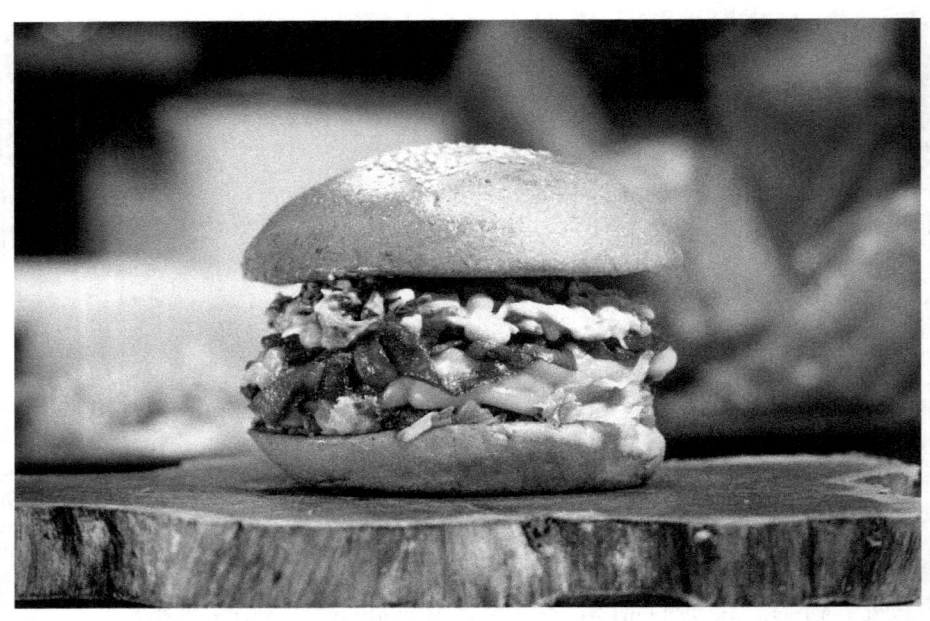

24. Brochetas de Carne de Res con Vegetales en la Freidora de Aire

Tiempo de Preparación: 30 minutos

Tiempo de Cocción: 10 minutos

Porciones: 4

Ingredientes:

- 2 cucharadas de salsa de soja ligera
- 4 tazas de costillas de ternera magras, cortadas en trozos de 1 pulgada
- 1/3 taza de crema agria baja en grasa
- Media cebolla
- 8 brochetas de 6 pulgadas
- 1 pimiento morrón

Instrucciones:

1. En un tazón, añadir la salsa de soja y la crema agria, mezclar bien. Añadir los trozos de carne magra, cubrirlos bien y dejarlos marinar durante media hora o más.
2. Cortar la cebolla y el pimiento en trozos de una pulgada. En agua, remojar las brochetas durante diez minutos.
3. Añadir las cebollas, los pimientos y la carne en las brochetas; alternativamente, espolvorear con pimienta negra
4. Dejar cocer durante 10 minutos en una freidora de aire precalentada a 400°F, dar la vuelta a mitad de camino.
5. Servir con salsa para mojar de yogur.

Nutrición:

- Calorías: 268
- Proteínas: 20g; Grasa 10g

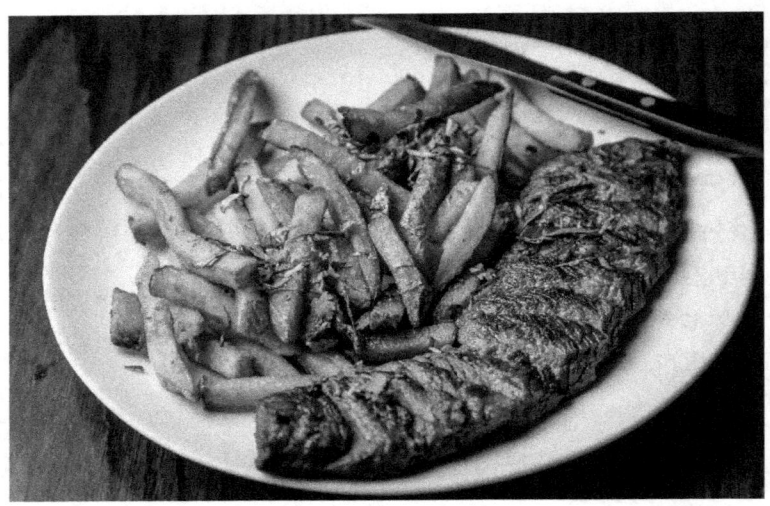

25. Empanadas Fritas al Aire

Tiempo de Preparación: 10 minutos

Tiempo de Cocción: 21 minutos

Porciones: 2

Ingredientes:

- Envoltorios cuadrados de gyoza: ocho piezas
- 1 cucharada de aceite de oliva
- ¼ de taza de cebolla blanca, cortada en dados finos
- ¼ de taza de champiñones, cortados en dados finos
- ½ taza de carne picada magra
- 2 cucharaditas de ajo picado
- ¼ cucharadita de pimentón
- ¼ cucharadita de comino molido
- 6 aceitunas verdes, cortadas en dados
- ⅛ cucharadita de canela molida
- ½ taza de tomates picados
- 1 huevo, ligeramente batido

Instrucciones:

1. En una sartén, a fuego medio, agregar el aceite, las cebollas y la carne de res y cocinar por 3 minutos, hasta que la carne se dore.
2. Añadir los champiñones y cocinar durante 6 minutos hasta que empiecen a dorarse. Luego agregar el pimentón, la canela, las aceitunas, el comino y el ajo y cocinar por 3 minutos o más.
3. Añadir los tomates picados y cocinar durante 1 minuto. Apagar el fuego; dejar enfriar durante 5 min.

4. Colocar los envoltorios de gyoza en una superficie plana y añadir 1 y ½ cucharada de relleno de carne en cada envoltorio. Cepillar los bordes con agua o huevo, doblar los envoltorios, pellizcar los bordes.
5. Poner 4 empanadas en una capa uniforme en una cesta freidora de aire, y cocinar durante 7 minutos a 400°F hasta que estén bien doradas. Servir con salsa y ensalada verde.

Nutrición:

- Calorías: 343
- Grasa 19g
- Proteína: 18g

26. Filete de Costilla en la Freidora de Aire

Tiempo de Preparación: 5 minutos

Tiempo de Cocción: 14 minutos

Porciones: 2

Ingredientes:

- Filetes magros de costilla: 2 medianos
- Sal y pimienta negra recién molida, al gusto

Instrucciones:

1. Dejar que la freidora de aire se precaliente a 400°F. Secar los filetes con toallas de papel.
2. Utilizar cualquier mezcla de especias o simplemente sal y pimienta en los filetes. Generosamente en ambos lados del filete.
3. Poner los filetes en la cesta freidora de aire. Cocinar según el grado de cocción que desee. O cocinar durante 14 minutos y voltear después de la mitad.
4. Sacar de la freidora de aire y dejar reposar unos 5 minutos.
5. Servir con ensalada de microverduras.

Nutrición:

- Calorías: 470
- Proteína: 45g
- Grasa: 31g

27. Lomos de Pollo Empanados

Tiempo de Preparación: 10 minutos

Tiempo de Cocción: 13 minutos

Porciones: 4

Ingredientes:

- 8 lomos de pollo
- 2 cucharadas de aceite de oliva
- 1 huevo batido
- ¼ de taza de pan rallado

Instrucciones:

1. Dejar que la freidora de aire se caliente a 180°C.
2. En un tazón grande, añadir el pan rallado y el aceite, mezclar bien hasta que se forme una mezcla desmenuzable
3. Pasar el lomo de pollo por el huevo batido y rebozarlo en la mezcla de pan rallado.
4. Colocar el pollo empanado en la freidora de aire y cocinar a 180°C durante 12 minutos o más.
5. Sacar de la freidora de aire y servir con su ensalada verde favorita.

Nutrición:

- Calorías: 206
- Proteínas: 20g
- Grasa 10g

28. Albóndigas de Pollo a la Parmesana

Tiempo de Preparación: 10 minutos

Tiempo de Cocción: 13 minutos

Porciones: 20

Ingredientes:

- ½ taza de cortezas de cerdo molidas
- 4 tazas de pollo molido
- ½ taza de queso parmesano rallado
- 1 cucharadita de sal Kosher
- ½ cucharadita de ajo en polvo
- 1 huevo batido
- ½ cucharadita de pimentón
- ½ cucharadita de pimienta

Empanizado:

- Pan rallado integral: ½ taza de pan molido

Instrucciones:

1. Dejar que la freidora de aire se precaliente a 400°F.
2. Añadir el queso, el pollo, el huevo, la pimienta, media taza de corteza de cerdo, el ajo, la sal y el pimentón en una bola grande para mezclar. Mezclar bien hasta formar una masa, hacer bolas de una pulgada y media.
3. Rebozar las albóndigas en pan rallado integral.
4. Rociar el aceite en la cesta de freír al aire y añadir las albóndigas en 1 capa uniforme.

5. Dejar que se cocinen durante 12 minutos a 400°F, dándoles la vuelta una vez a mitad de camino.
6. Servir con ensalada de verduras.

Nutrición:

- Calorías: 240
- Grasa 10g
- Proteína: 19.9g

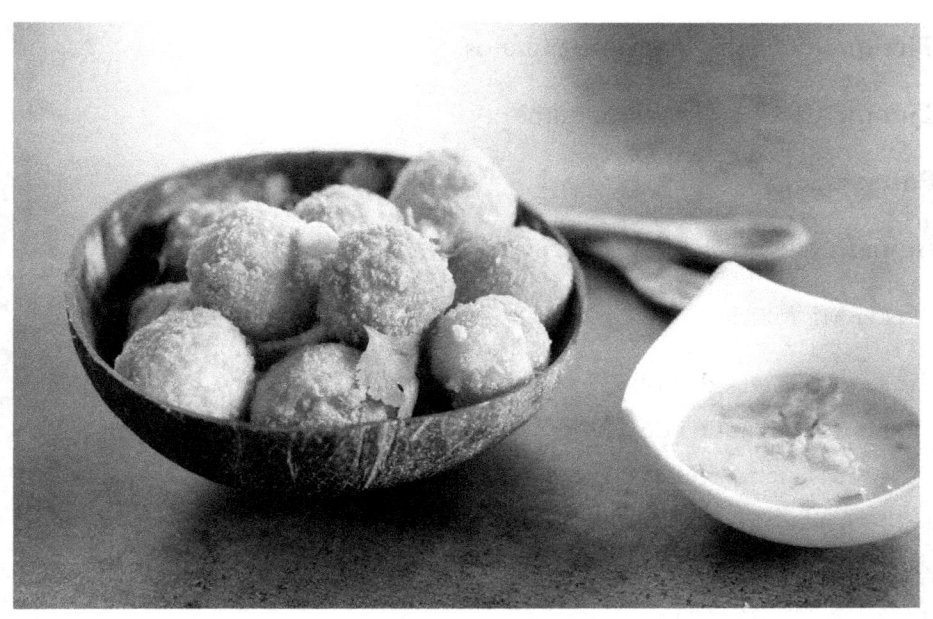

29. Pollo al Limón y Romero

Tiempo de Preparación: 30 minutos

Tiempo de Cocción: 21 minutos

Porciones: 2

Ingredientes:

Para la Marinada:

- 2 ½ tazas de pollo
- 1 cucharadita de jengibre picado
- ½ cucharada de aceite de oliva
- 1 cucharada de salsa de soja

Para la Salsa:

- Medio limón
- 3 cucharadas de miel
- 1 cucharada de salsa de ostras
- ½ taza de romero fresco picado

Instrucciones:

1. En un tazón grande, añadir los ingredientes de la marinada con el pollo, y mezclar bien.
2. Guardar en la nevera durante al menos media hora.
3. Dejar que el horno se precaliente a 200°C durante 3 minutos.
4. Colocar el pollo marinado en la freidora de aire en una sola capa. Y cocinar durante 6 minutos a 200°C.
5. Mientras tanto, añadir todos los ingredientes de las salsas en un tazón y mezclar bien, excepto los trozos de limón.

6. Untar la salsa generosamente sobre el pollo a medio hornear y añadir el jugo de limón por encima.
7. Cocinar durante otros 13 minutos a 200°C. Dar la vuelta al pollo a mitad de camino. Dejar que el pollo se dore uniformemente. Servir enseguida y disfrutar.

Nutrición:

- Calorías: 308
- Proteínas: 25g
- Grasa 12g

30. Pollo y Brócoli en la Freidora de Aire

Tiempo de Preparación: 10 minutos

Tiempo de Cocción: 15 minutos

Porciones: 4

Ingredientes:

- 2 cucharadas de aceite de oliva
- 4 tazas de pechuga de pollo sin hueso y sin piel (cortada en cubos)
- Media cebolla mediana, cortada en rodajas gruesas
- 1 cucharada de salsa de soja baja en sodio
- ½ cucharadita de ajo en polvo
- 2 cucharaditas de vinagre de arroz
- 1-2 tazas de brócoli, cortado en ramilletes
- 2 cucharaditas de salsa picante
- 1 cucharada de jengibre fresco picado
- 1 cucharadita de aceite de sésamo
- Sal y pimienta negra, al gusto

Instrucciones:

1. En un tazón, agregar la pechuga de pollo, la cebolla y el brócoli. Combinarlos bien.
2. En otro tazón, añadir el jengibre, el aceite, el aceite de sésamo, el vinagre de arroz, la salsa picante, el ajo en polvo y la salsa de soja y mezclar bien. A continuación, añadir el brócoli, el pollo y la cebolla a la marinada.
3. Cubrir bien el pollo con la salsa. Y dejar reposar en la nevera durante 15 minutos

4. Colocar la mezcla de pollo en una capa uniforme en la cesta de freidora de aire y cocinar durante 16-20 minutos, a 380°F. A mitad de camino, sacudir la cesta suavemente y cocinar el pollo uniformemente
5. Añadir 5 minutos más, si es necesario.
6. Añadir sal y pimienta, si es necesario.
7. Servir caliente con trozos de limón.

Nutrición:

- Calorías: 191
- Grasa: 7g
- Proteína: 25g

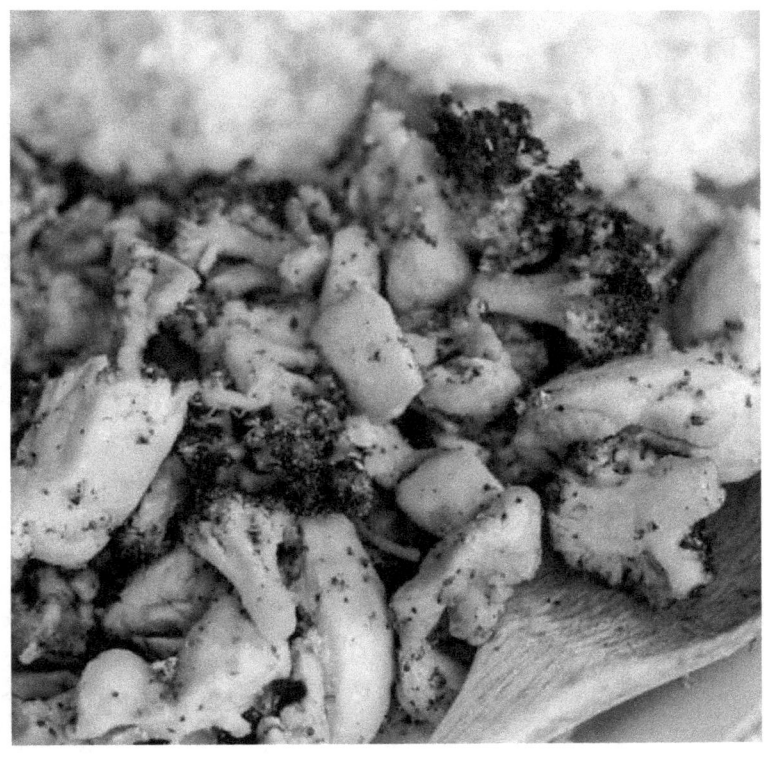

31. Caldo de Huesos

Tiempo de Preparación: 10 minutos

Tiempo de Cocción: 60 minutos

Porciones: 2

Ingredientes:

- 1 carcasa de pollo y su grasa o 1 hueso grande de tuétano
- 1 cebolla picada
- 1 tallo de apio picado
- 1 cucharada de ajo picado
- 1 cucharada de caldo en polvo

Instrucciones:

1. Colocar el pollo, la cebolla y el apio en su olla instantánea.
2. Cubrir con 2 tazas de agua.
3. Sellar y cocinar en modo Manual, alta presión, durante 60 minutos.
4. Liberar la presión de forma natural.
5. Colar los sólidos.
6. Añadir el ajo y el caldo.

Nutrición:

- Calorías: 38
- Grasa: 2g
- Proteína: 3g

32. Champiñones de Tofu

Tiempo de Preparación: 5 minutos

Tiempo de Cocción: 10 minutos

Porciones: 3

Ingredientes:

- 1 bloque de tofu
- 1 taza de champiñones
- 4 cucharadas de mantequilla
- 4 cucharadas de queso parmesano
- Sal
- Pimienta negra molida

Instrucciones:

1. Mezclar los cubos de tofu con mantequilla derretida, sal y pimienta negra en un tazón.
2. Saltear el tofu en 5 minutos. Añadir el queso y los champiñones.
3. Saltear durante otros 5 minutos. Servir.

Nutrición:

- Calorías: 211
- Grasa total: 18.5g
- Proteína: 11.5g

33. Tofu de Cebolla

Tiempo de Preparación: 8 minutos

Tiempo de Cocción: 5 minutos

Porciones: 3

Ingredientes:

- 2 bloques de tofu
- 2 cebollas
- 2 cucharadas de mantequilla
- 1 taza de queso cheddar
- Sal
- Pimienta negra molida

Instrucciones:

1. En un tazón, frotar el tofu con sal y pimienta.
2. Añadir la mantequilla derretida y las cebollas en una sartén para saltearlas en 3 minutos.
3. Añadir el tofu y revolver durante 2 minutos. Revolver el queso y tapar la sartén durante 5 minutos a fuego lento. Servir.

Nutrición:

- Calorías: 184
- Grasa total: 12.7g
- Proteína: 12.2g

34. Ballet Rico en Espinacas

Tiempo de Preparación: 5 minutos

Tiempo de Cocción: 30 minutos

Porciones: 4

Ingredientes:

- 1½ lbs. de espinacas baby
- 8 cucharaditas de crema de coco
- 14 oz. de coliflor
- 2 cucharadas de mantequilla sin sal
- Sal
- Pimienta negra molida

Instrucciones:

1. Calentar el horno a 360°F.
2. Derretir la mantequilla y echar las espinacas para saltearlas durante 3 minutos.
3. Dividir las espinacas en 4 ramequines.
4. Repartir la nata, la coliflor, la sal y la pimienta negra en los ramequines.
5. Hornear en 25 minutos. Servir.

Nutrición:

- Calorías: 188
- Grasa total: 12.5g
- Proteína: 14.6g

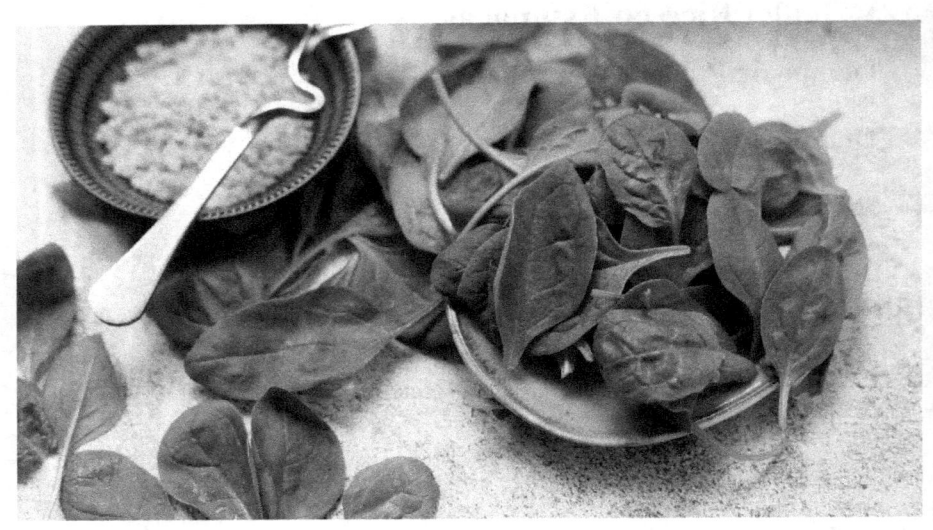

35. Tortilla de Huevo con Pepperoni

Tiempo de Preparación: 5 minutos

Tiempo de Cocción: 20 minutos

Porciones: 4

Ingredientes:

- 15 pepperonis
- 6 huevos
- 2 cucharadas de mantequilla
- 4 cucharadas de crema de coco
- Sal y pimienta negra molida

Instrucciones:

1. Batir en un tazón los huevos con el salchichón, la crema, la sal y la pimienta negra.
2. Añadir ¼ de la mantequilla a una sartén caliente.
3. Ahora verter ¼ de la masa en esta mantequilla derretida y cocinar durante 2 minutos por cada lado. Servir.

Nutrición:

- Calorías: 141
- Grasa total: 11.3g
- Proteína: 8.9g

36. Gachas de Nueces

Tiempo de Preparación: 10 minutos

Tiempo de Cocción: 15 minutos

Porciones: 4

Ingredientes:

- 1 taza de anacardos
- 1 taza de pecanas
- 2 cucharadas de estevia
- 4 cucharaditas de aceite de coco
- 2 tazas de agua

Instrucciones:

1. Triturar los anacardos y los cacahuetes en un procesador.
2. Añadir la stevia, el aceite y el agua. Añadir la mezcla a una cacerola y cocinar en 5 minutos a fuego alto. Ajustar a baja temperatura en 10 minutos. Servir.

Nutrición:

- Calorías: 260
- Grasa total: 22.9g
- Proteína: 5.6g

37. Soufflé de Perejil

Tiempo de Preparación: 5 minutos

Tiempo de Cocción: 6 minutos

Porciones: 1

Ingredientes:

- 2 huevos
- 1 chile rojo
- 2 cucharadas de crema de coco
- 1 cucharada de perejil
- Sal

Instrucciones:

1. Licuar todos los elementos del soufflé en un procesador de alimentos.
2. Ponerlo en los platos de soufflé, luego hornear en 6 minutos a 390°F. Servir.

Nutrición:

- Calorías: 108
- Grasa total: 9g
- Proteína: 6g

38. Huevos y Jamón

Tiempo de Preparación: 25 minutos

Tiempo de Cocción: 15 minutos

Porciones: 4

Ingredientes:

- 4 huevos
- 10 lonchas de jamón
- 4 cucharadas de cebolletas
- Una pizca de pimienta negra
- Una pizca de pimentón dulce
- 1 cucharada de ghee derretido

Instrucciones:

1. Engrasar un molde para muffins con ghee derretido.
2. Dividir las rebanadas de jamón de cada molde para muffins para formar sus tazas. En un tazón, mezclar los huevos con las cebolletas, la pimienta y el pimentón y batir bien.
3. Dividir esta mezcla sobre el jamón, introducir sus tazas de jamón en el horno a 400°F y hornear durante 15 minutos. Dejar enfriar las tazas antes de repartirlas en los platos y servirlas.

Nutrición:

- Calorías: 250
- Grasa: 10g
- Proteína: 12g

39. Alitas de Pollo Picantes Keto

Tiempo de Preparación: 20 minutos

Tiempo de Cocción: 30 minutos

Porciones: 4

Ingredientes:

- 2 libras de alitas de pollo
- 1 cucharadita de especia cajún
- 2 cucharaditas de pimentón ahumado
- 50 cucharaditas de cúrcuma
- Sal, pizca
- 2 cucharaditas de levadura en polvo
- Pimienta, pizca

Instrucciones:

1. Preparar la estufa a 400°F.
2. Mientras esto se calienta, querrás tomarte un tiempo para secar tus alitas de pollo con una toalla de papel. Esto ayudará a eliminar el exceso de humedad y a conseguir unas alitas bien crujientes.
3. Cuando esté todo listo, sacar un tazón para mezclar y colocar todos los condimentos junto con el polvo de hornear. Si te gusta, puedes ajustar los niveles de condimento como quieras.
4. Una vez que estén listos, echar las alas de pollo y cubrirlas uniformemente. Si tienes 1, querrás colocar las alitas en una rejilla de alambre que esté colocada sobre tu bandeja de hornear. Si no, puedes simplemente ponerlas sobre la bandeja de horno.

5. Ahora que las alitas de pollo están preparadas, vas a meterlas en el horno durante treinta minutos. Al final de este tiempo, la parte superior de las alas debe estar crujiente.
6. Si lo están, sácalas del horno y dales la vuelta para poder hornear el otro lado. Querrás cocinarlas durante treinta minutos más.
7. Finalmente, sacar la bandeja del horno y dejar que se enfríe un poco antes de servir tus alitas keto especiadas. Para darle más sabor, sírvelas con tu salsa favorita para mojar.

Nutrición:

- Grasa: 7g
- Carbohidratos: 1g
- Proteínas: 60g

40. Atún con Corteza de Sésamo y Frijoles Verdes

Tiempo de Preparación: 15 minutos

Tiempo de Cocción: 5 minutos

Porciones: 4

Ingredientes:

- ¼ de taza de semillas de sésamo blanco
- ¼ de taza de semillas de sésamo negro
- 4 (6 oz.) filetes de atún ahi
- Sal y pimienta
- 1 cucharada de aceite de oliva
- 1 cucharada de aceite de coco
- 2 tazas de frijoles verdes

Instrucciones:

1. En un plato llano, mezclar los 2 tipos de semillas de sésamo.
2. Sazonar el atún con pimienta y sal.
3. Rebozar el atún en la mezcla de semillas de sésamo.
4. Calentar a fuego alto el aceite de oliva en una sartén y añadir el atún.
5. Cocinar de 1 a 2 minutos hasta que se chamusque, y luego dorar por el otro lado.
6. Retirar el atún de la sartén y dejarlo reposar mientras se utiliza el aceite de coco para calentar la sartén.
7. Freír los frijoles verdes en el aceite durante 5 minutos y luego usar el atún en rodajas para comer.

Nutrición:

- Calorías: 380
- Grasa: 19g
- Proteína: 44.5g

41. Salmón y Calabacín a la Parrilla con Salsa de Mango

Tiempo de Preparación: 5 minutos

Tiempo de Cocción: 10 minutos

Porciones: 4

Ingredientes:

- 4 (6 oz.) filetes de salmón sin espinas
- 1 cucharada de aceite de oliva
- Sal y pimienta
- 1 calabacín grande, cortado en monedas
- 2 cucharadas de jugo de limón fresco
- ½ taza de mango picado
- ¼ de taza de cilantro fresco picado
- 1 cucharadita de ralladura de limón
- ½ taza de leche de coco enlatada

Instrucciones:

1. Precalentar una sartén de parrilla al calor, y espolvorear con spray de cocina generosamente.
2. Untar con aceite de oliva al salmón y salpimentar.
3. Aplicar jugo de limón a los calabacines, y sazonar con sal y pimienta.
4. Poner los calabacines y los filetes de salmón en la sartén de la parrilla.
5. Cocinar durante 5 minutos y luego darle la vuelta a todo y cocinar durante otros 5 minutos.
6. Combinar el resto de los ingredientes en una licuadora y combinar para crear una salsa.

7. Servir los filetes de salmón salpicados con la salsa de mango y el calabacín.

Nutrición:

- Calorías: 350
- Grasa: 21.5g
- Proteína: 35g

42. Asado de Olla a Fuego Lento con Frijoles Verdes

Tiempo de Preparación: 10 minutos

Tiempo de Cocción: 8 horas

Porciones: 8

Ingredientes:

- 2 tallos medianos de apio, cortados en rodajas
- 1 cebolla amarilla mediana, picada
- 1 (3 lb.) de asado de ternera sin hueso
- Sal y pimienta
- ¼ de taza de caldo de carne
- 2 cucharadas de salsa Worcestershire
- 4 tazas de frijoles verdes, recortados
- 2 cucharadas de mantequilla fría, picada

Instrucciones:

1. En una olla de cocción lenta, añadir el apio y la cebolla.
2. Poner la sartén encima y sazonar con sal y pimienta.
3. Batir el caldo de carne y la salsa Worcestershire juntos y luego verter.
4. Tapar y cocinar durante 8 horas a fuego lento, hasta que la carne esté muy tierna.
5. Sacar la carne a una tabla de cortar y cortarla en trozos.
6. Devolver la carne a la olla de cocción lenta y añadir la mantequilla picada y los frijoles.
7. Tapar y cocinar de 20 a 30 minutos en caliente, hasta que los frijoles estén tiernos.

Nutrición:

- Calorías: 375
- Grasa: 13.5g
- Proteína: 53g

43. Pollo al Ajo

Tiempo de Preparación: 15 minutos

Tiempo de Cocción: 40 minutos

Porciones: 4

Ingredientes:

- 2 onzas de mantequilla
- 2 libras de muslos de pollo
- Pimienta
- Sal
- Jugo de limón
- 2 cucharadas de aceite de oliva
- Siete dientes de ajo
- ½ taza de perejil

Instrucciones:

1. Calentar el horno a 250°C.
2. Poner el pollo en una fuente de horno. Añadir pimienta y sal.
3. Añadir aceite de oliva con jugo de limón sobre el pollo. Espolvorear perejil y ajo por encima.
4. Hornear en cuarenta minutos. Servir.

Nutrición:

- Calorías: 540.3
- Proteína: 41.3g
- Grasa: 38.6g

44. Asado de Cerdo Cubano Crujiente

Tiempo de Preparación: 15 minutos

Tiempo de Cocción: 4 minutos

Porciones: 6

Ingredientes:

- 5 libras de paleta de cerdo
- 4 cucharaditas de sal
- 2 cucharaditas de comino
- 1 cucharadita de pimienta negra
- 2 cucharadas de orégano
- 1 cebolla roja
- 4 dientes de ajo
- Jugo de naranja
- Jugo de limón
- 1-4 taza de aceite de oliva

Instrucciones:

1. Frotar la paleta de cerdo con sal en un tazón. Mezclar todos los elementos restantes de la marinada en una batidora.
2. Marinar la carne en ocho horas. Cocerla en cuarenta minutos. Calentar el horno a 200 grados. Asar la carne de cerdo en treinta minutos.
3. Retirar el jugo de la carne. Cocer a fuego lento en veinte minutos. Desmenuzar la carne.
4. Verter el jugo de la carne. Servir.

Nutrición:

- Calorías: 910.3
- Proteína: 58.3g
- Grasa: 69.6g

45. Costillas a la Barbacoa Keto

Tiempo de Preparación: 15 minutos

Tiempo de Cocción: 70 minutos

Porciones: 4

Ingredientes:

- 1-4 tazas de mostaza de Dijon
- 2 cucharadas de vinagre de sidra
- 2 cucharadas de mantequilla
- 2 cucharadas de sal
- 3 libras de costillas
- 4 cucharadas de pimentón en polvo
- ½ cucharada de chile en polvo
- 1 ½ cucharadas de ajo en polvo
- 2 cucharaditas de cebolla en polvo
- 2 cucharaditas de comino
- 2 ½ cucharadas de pimienta negra

Instrucciones:

1. Calentar una parrilla durante treinta minutos.
2. Mezclar el vinagre y la mostaza de Dijon en un tazón, poner las costillas y cubrirlas.
3. Mezclar todas las especias indicadas. Frotar la mezcla por todas las costillas. Reservar. Poner las costillas en un papel de aluminio. Añadir un poco de mantequilla sobre las costillas. Envolver con el papel de aluminio. Asar en 1 hora. Retirar y cortar en rodajas.
4. Poner la mezcla de especias reservada. Volver a asar antes de 10 minutos. Servir.

Nutrición:

- Calorías: 980.3
- Proteína: 54.3g
- Grasa: 80.2g

46. Berenjenas Horneadas a la Parmesana

Tiempo de Preparación: 15 minutos

Tiempo de Cocción: 40 minutos

Porciones: 4

Ingredientes:

- 1 berenjena grande, cortada en 8 ½"
- Una pizca de sal
- 1 huevo grande
- ½ taza de queso parmesano rallado
- ¼ de taza de cortezas de cerdo molidas
- ½ cucharada de condimento italiano
- 1 taza de Salsa Arrabbiata de Rao
- ½ taza de queso mozzarella rallado
- 4 cucharadas de mantequilla derretida

Instrucciones:

1. Preparar para precalentar el horno a 400°F (200°C). Colocar la rodaja de berenjena en una bandeja de horno forrada con papel de hornear y espolvorear ambos lados con sal. Dejar reposar durante al menos 30 minutos para que salga el agua.
2. Mezclar las cortezas de cerdo molidas, el queso parmesano y el condimento italiano en un tazón poco profundo. Reservar.
3. Mezclar el huevo en otro tazón poco profundo. Añadir la mantequilla derretida en el fondo de una fuente de horno de 9x13 pulgadas.
4. Secar la berenjena con un paño de cocina y reservar. Sumergir cada rebanada de berenjena en el huevo batido y luego en la

mezcla de queso parmesano, cubriendo cada lado con migajas. Colocar la berenjena en la fuente de horno cubierta de mantequilla.
5. Hornear las berenjenas durante 20 minutos. Dar la vuelta a las piezas y hornear otros 20 minutos o hasta que estén doradas.
6. Echar la salsa marinera sobre las berenjenas y espolvorear con queso mozzarella.
7. Colocar la bandeja en el horno durante 5 minutos más o hasta que el queso se haya derretido.

Nutrición:

- Calorías: 313
- Carbohidratos: 6.3g
- Grasa: 25.7g
- Proteína: 11.5g

47. Gratinado de Coles de Bruselas y Hamburguesas

Tiempo de Preparación: 15 minutos

Tiempo de Cocción: 20 minutos

Porciones: 4

Ingredientes:

- 1 libra de carne picada
- 8 oz. de tocino, cortado en dados pequeños
- 15 oz. de coles de Bruselas, cortadas por la mitad
- 1 cucharadita de sal
- 1 cucharadita de pimienta negra
- 1 ½ cucharadita de tomillo
- 1 taza de queso cheddar rallado
- 1 cucharada de condimento italiano
- 4 cucharadas de crema agria
- 2 cucharadas de mantequilla

Instrucciones:

1. Calentar el horno a 425°F.
2. Freír el tocino y las coles de Bruselas en mantequilla durante 5 minutos.
3. Revolver la pasta agria y verter esta mezcla en un molde para hornear engrasado de ocho por ocho pulgadas.
4. Cocer los alimentos molidos y sazonar con sal y pimienta, luego añadir esta mezcla a la bandeja para hornear.
5. Cubrir con las hierbas y el queso rallado. Hornear durante veinte minutos.

Nutrición:

- Calorías: 770
- Grasa: 62g
- Proteína: 42g

48. Pescado a la Mantequilla con Limón

Tiempo de Preparación: 10 minutos

Tiempo de Cocción: 20 minutos

Porciones: 6

Ingredientes:

- 1 cucharada de jugo de limón
- 4 cucharadas de mantequilla sin sal
- Sal marina y pimienta, al gusto
- 2 cucharadas de harina de almendra
- 2 cucharadas de aceite de oliva
- 2 filetes de tilapia

Instrucciones:

1. Calentar la mantequilla en una sartén pequeña a fuego medio. Calentar la mantequilla hasta que esté ligeramente dorada.
2. Añadir el jugo de limón, la pimienta y la sal y revolver constantemente. Rectificar la sazón al gusto. Reservar mientras se cocinan los filetes.
3. Enjuagar los filetes de pescado y secarlos a palmaditas antes de salpimentarlos.
4. Esparcir la harina en un plato o fuente poco profunda y rebozar los filetes, extendiendo la harina sobre los filetes según sea necesario.
5. Calentar una sartén antiadherente a fuego medio y calentar el aceite en ella hasta que esté brillante.
6. Colocar los filetes en la sartén y cocinar durante unos 2 minutos por lado hasta que estén dorados y crujientes por ambos lados.

7. Retirar el pescado del fuego y colocarlo en el plato. Rociar la salsa por encima y servir inmediatamente.

Nutrición:

- Calorías: 393
- Grasa: 28g
- Proteína: 31g

49. Bacalao con Chile y Limón

Tiempo de Preparación: 10 minutos

Tiempo de Cocción: 10 minutos

Porciones: 2

Ingredientes:

- ¹/₃ taza de harina de coco
- ½ cucharadita de pimienta de cayena
- 1 huevo batido
- 1 lima
- 1 cucharadita de copos de pimienta roja triturados
- 1 cucharadita de ajo en polvo
- 12 oz. de filetes de bacalao
- Sal marina y pimienta, al gusto

Instrucciones:

1. Precalentar el horno a 400°F y forrar una bandeja de horno con papel de aluminio antiadherente.
2. Colocar la harina en un plato poco profundo (un plato funciona bien) y arrastrar los filetes de bacalao por el huevo batido. Pasar el bacalao por la harina de coco y colocarlo en la bandeja del horno.
3. Rociar la parte superior de los filetes con el condimento y el jugo de lima.
4. Hornear de 10 a 12 minutos hasta que los filetes estén escamados.
5. Servir inmediatamente.

Nutrición:

- Calorías: 215
- Grasa: 5g
- Proteína: 37g

50. Pasta de Ángel con Camarones al Ajo y Limón

Tiempo de Preparación: 10 minutos

Tiempo de Cocción: 10 minutos

Porciones: 4

Ingredientes:

- ½ limón, cortado en rodajas finas
- ½ cucharadita de pimentón
- 1 libra de camarones, desvenados y pelados
- 1 cucharadita de albahaca, fresca y picada
- 14 oz. de pasta Miracle Noodle Cabello de Ángel
- 2 dientes de ajo, picados
- 2 cucharadas de mantequilla
- 2 cucharadas de aceite de oliva extra virgen
- Sal marina y pimienta, al gusto

Instrucciones:

1. Escurrir los paquetes de Miracle Noodles y enjuagarlos bajo el chorro de agua fría.
2. Poner una olla con agua a hervir y colocar los fideos en el agua hirviendo durante 2 minutos antes de volver a sacarlos.
3. Poner los fideos hervidos en una sartén caliente a fuego medio y dejar que se cueza el exceso de humedad. Reservar.
4. Añadir la mantequilla y el aceite de oliva a la sartén, luego añadir el ajo y revolver.
5. Poner los camarones y las rodajas de limón en la sartén y dejar que se cocinen hasta que los camarones estén hechos, unos 3 minutos por lado.

6. Una vez que los camarones estén hechos, agregar la sal, la pimienta y el pimentón a la sartén, y luego cubrir con los fideos.
7. Mezclar para cubrir todo, cubrir con albahaca y servir.

Nutrición:

- Calorías: 360
- Grasa: 21g
- Proteína: 36g

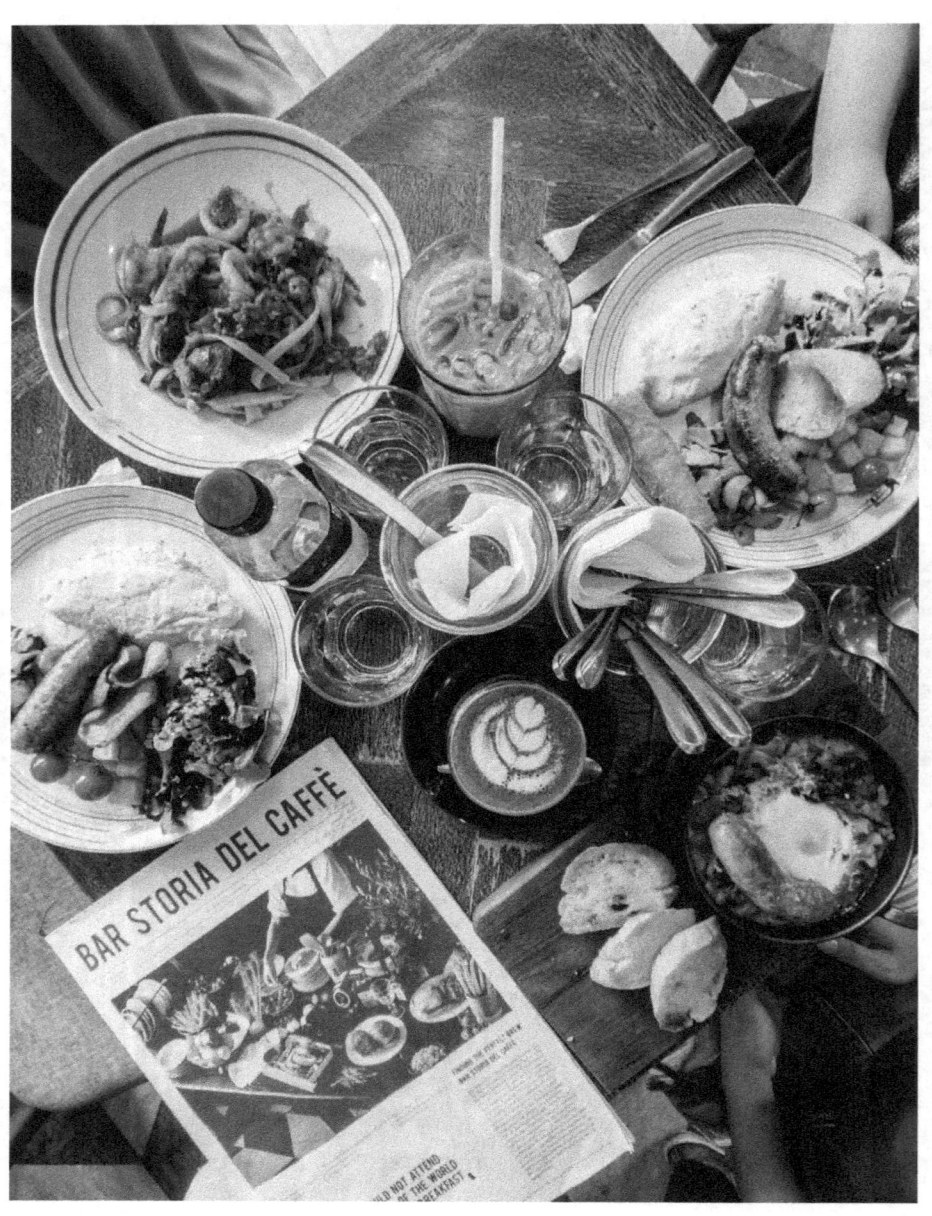

Conclusión

Mantener un peso saludable es importante para todo el mundo, pero si tienes diabetes, el exceso de peso puede dificultar el control de los niveles de azúcar en sangre y aumentar el riesgo de sufrir algunas complicaciones. Perder peso puede ser un reto adicional para las personas con diabetes.

Un estilo de vida estacionario es aquel en el que se permanece sentado una gran parte del día y se realiza una actividad física mínima. La conexión entre la conducta inactiva y el peligro de diabetes está simplemente demostrada.

El ejercicio físico amplía la afectabilidad de las células por la insulina cuando se hace ejercicio; se necesita menos insulina para que la glucosa de la sangre entre en las células. Numerosos tipos de movimiento físico disminuyen los niveles de glucosa en sangre en adultos prediabéticos que son robustos o tienen sobrepeso, contando el ejercicio vigoroso, la preparación de calidad y la preparación de estiramiento de alta potencia.

Un estudio de prediabéticos mostró que el ejercicio de alta fuerza expandió la insulina de forma efectiva en un 85% mientras que el ejercicio extremo tolerable la expandió en más de la mitad. Sin embargo, este impacto sólo se producía cuando hacían ejercicio.

Para mejorar la reacción de la insulina en los prediabéticos, esperaban consumir en cualquier caso 2.000 calorías por semana haciendo ejercicio.

No es muy difícil pensar en hacerlo si te propones hacerlo. Trata de localizar una acción física que aprecies y que normalmente adoptes y mantente en ella el mayor tiempo posible.

Dejar de fumar, aparte de los tumores de pulmón, mama, próstata, colon, garganta y tracto relacionado con el estómago, al igual que el enfisema y la enfermedad coronaria, se ha demostrado que hay conexiones entre el tabaquismo (y la introducción al humo reciclado) y la diabetes tipo 2.

El tabaquismo aumenta el riesgo de diabetes en un 44% en los fumadores habituales y en un 61% en los fumadores intensos (más de 20 cigarrillos al día), en comparación con los no fumadores, según una meta-investigación de unos cuantos estudios que, en conjunto, han incluido a más de un millón de fumadores.

Dejar de fumar disminuye este riesgo al cabo de un tiempo, pero no inmediatamente. La mayoría de las personas que desarrollan la diabetes de tipo 2 tienen sobrepeso o son muy robustas. Además, los individuos con prediabetes tienen, en general, grasa visceral, es decir, arrastran su exceso de peso alrededor de los órganos del centro y del estómago, por ejemplo, el hígado.

Los estudios han demostrado que el aumento de la grasa visceral avanza la oposición a la insulina, ampliando el peligro de la diabetes de manera significativa. Este peligro puede ser disminuido por la pérdida de peso, particularmente alrededor del centro.

Una investigación de más de 1.000 individuos encontró que por cada kilo (2,2 libras) que perdieron; su peligro de diabetes se redujo en un 16%.

Este examen encontró que la disminución más extrema de un peligro fue del 96%, es decir, perdió 6 kilogramos (13,2 libras).

Hay muchas formas sólidas de perder kilos mediante el ejercicio y la dieta.

Tienes numerosas alternativas dietéticas para explorar la dieta mediterránea, paleo, baja en carbohidratos, vegana. La mejor, tal vez, es la Dieta para Vencer la Diabetes.

Reduce la grasa en tu dieta. Como ya sabes, el principal impulsor de la diabetes tipo 2 es la grasa que obstruye los receptores de tus células musculares, de modo que la insulina no puede abrir las membranas celulares para permitir la entrada de la glucosa. La "solución" es desbloquear los receptores.

Dado que eres prediabético, la grasa está empezando a obstruir los receptores. Puedes desbloquear los receptores limitando la grasa que ingieres en tu dieta.

Para limitar la grasa, come: Asegúrate de que menos del 10% del contenido de cualquier alimento que comas provenga de grasa (lee las etiquetas) y reduce tu utilización de carne, huevos y productos lácteos, de forma razonable y céntrate en los alimentos dependientes de las plantas (productos de la tierra).

No puedes cambiar tu conducta pasada, ni tu edad, ni siquiera tus cualidades. Sin embargo, puedes conseguir mejorar tu estilo de vida, lo que comes y bebes, y cómo te cuidas.

Cuando la diabetes no está bien controlada, aumenta el riesgo de padecer varias enfermedades graves.

Pero el consumo de ingredientes que ayudan a mantener el azúcar en la sangre, la insulina y la infección concebible puede reducir drásticamente su amenaza de dolores de cabeza.

Sólo hay que tener en cuenta que, a pesar de que esos ingredientes también pueden ayudar a controlar el azúcar en la sangre, el elemento vital máximo en la gestión sana del azúcar en la sangre es seguir un plan de alimentación común nutritivo y equilibrado.

© Copyright 2020 - All rights reserved.

The following Book is reproduced below with the goal of providing information that is as accurate and reliable as possible. Regardless, purchasing this Book can be seen as consent to the fact that both the publisher and the author of this book are in no way experts on the topics discussed within and that any recommendations or suggestions that are made herein are for entertainment purposes only. Professionals should be consulted as needed prior to undertaking any of the action endorsed herein.

This declaration is deemed fair and valid by both the American Bar Association and the Committee of Publishers Association and is legally binding throughout the United States.

Furthermore, the transmission, duplication, or reproduction of any of the following work including specific information will be considered an illegal act irrespective of if it is done electronically or in print. This extends to creating a secondary or tertiary copy of the work or a recorded copy and is only allowed with the express written consent from the Publisher. All additional right reserved.

The information in the following pages is broadly considered a truthful and accurate account of facts and as such, any inattention, use, or misuse of the information in question by the reader will render any resulting actions solely under their purview. There are no scenarios in which the publisher or the original author of this work can be in any fashion deemed liable for any hardship or damages that may befall them after undertaking information described herein.

Additionally, the information in the following pages is intended only for informational purposes and should thus be thought of as universal. As befitting its nature, it is presented without assurance regarding its prolonged validity or interim quality. Trademarks that are mentioned are done without written consent and can in no way be considered an endorsement from the trademark holder.

CPSIA information can be obtained
at www.ICGtesting.com
Printed in the USA
LVHW082037130621
690125LV00002B/99